Dupont.

Te $\frac{51}{23}$

MÉDECINE-PRATIQUE.

QUESTION.

Lorsque un individu est attaqué de la fièvre intermittente, quelle est la condition inhérente dans ses organes, qui fait que le Kina obtient souvent du succès pour en amener la solution ?

RÉFLEXIONS

SUR CETTE QUESTION,

Avec l'exposé d'une règle pour l'administration du *kina* dans cette espèce de fièvre, plus sûre que celle qui a servi jusqu'à présent de régulateur pour son emploi ;

Par DUPONT (*de Tartas*),

Docteur en médecine de la faculté de Montpellier ; ancien médecin de l'hospice civil et militaire de Roquefort (des Landes), et des épidémies du 1er. arrond. du département des Landes ; associé national de la société de médecine de Paris, de la société médicale d'émulation de la même ville, de la société de médecine-pratique de Montpellier, de celle de Bordeaux, et de plusieurs autres sociétés de médecine de l'empire ; auteur du mémoire qui a obtenu la *mention honorable* dans le concours sur *les épidémies et la contagion*, proclamé dans la gazette de santé du 1er. Févr. 1810, et de celui qui a été gratifié *du même suffrage public*, dans le concours sur cette question, proposée en 1810, par la société de médecine-pratique de Montpellier : « *Quel est le caractère distinctif des maladies chroniques ? Quel* » *est la cause de la lenteur et de la difficulté de leurs terminai-* » *sons?* etc., etc. ».

Non ex vulgi opinione sed ex sano judicio.

A PARIS,

CHEZ... { GABON, libraire, rue de l'Ecole de médecine.
Et CROUILLEBOIS, libraire, rue des Mathurins.

1810.

AVANT-PROPOS.

Les Sciences ne peuvent faire des progrès, qu'autant que les principes qui leur servent de base soient réformés, lorsque l'expérience et une attentive observation démontrent leur nullité. Je présente dans ce Mémoire, pour l'espèce de maladie qui afflige le plus fréquemment les hommes, des points de vue différens de ceux généralement admis dans son traitement, le plus souvent en défaut dans la pratique; points de vue, dont une expérience de dix années m'a démontré l'exactitude. Je recherche la vérité de bonne foi. Mon seul but est d'être utile. Ainsi, la censure, cette puissance si redoutée, si des Médecins qui ont des droits par leurs talens à la considération publique, viennent à l'exercer sur moi, n'offensera pas mon amour propre; ses coups devant être toujours utiles , puisqu'ils sont destinés à frapper l'erreur , à placer dans son plus beau jour la vérité.

Mais il est peut-être bon de rappeler dans un moment où les vues médicales les plus en vogue reposent sur le placement dans chaque organe, et dans chaque système d'organes d'une vie distincte de la vie générale (vaine hypothèse renouvelée de *Bordeu*), qu'on ne peut arriver à des idées justes, soit sur l'état sain, soit sur les diverses nuances de l'état maladif, qu'en considérant la vie comme un tout indivisible résultant de l'action réciproque des diverses portions de l'organisme ; qu'en considérant la maladie comme la lésion de la force vitale du système entier , et non comme la lésion seulement d'un organe, ou d'un système d'organes.

———

MÉDECINE-PRATIQUE.

RÉFLEXIONS

SUR LA QUESTION SUIVANTE :

Lorsque un individu est attaqué de la fièvre intermittente, quelle est la condition inhérente dans ses organes, qui fait que le kina obtient souvent du succès pour en amener la solution ?

Nous n'avons point ici pour but de tracer l'histoire entière des affections fébriles. Un jour peut-être nous présenterons un code complet de vues systématiques (1) sur ce genre

---

(1) A une époque où la valeur du mot système est justement appréciée, il devient superflu de remarquer que des *vues coordonnées en système*, sont entièrement opposées à *l'esprit d'hypothèse* avec lequel on les a quelquefois confondues. *L'esprit d'hypothèse* transforme en faits positifs des visions fantastiques, des phénomènes insuffisans pour des résultats. Un *système* est la collection rigoureuse de tous les faits bien appréciés, relatifs à une science, avec leur coordination méthodique, suivant qu'ils sont plus ou moins compliqués ; qu'ils dépendent les uns des autres ; qu'ils sont le produit d'un premier fait, qui est ainsi reconnu pour *principe fondamental* dans cette science.

de maladies, pour lequel, nous osons le dire, il reste beaucoup à faire encore, malgré les immenses travaux des plus profonds des modernes. Nous bornant à présent à considérer une question thérapeutique, relative à celles de ces maladies qui procèdent sous un type intermittent, il nous suffit ici d'exposer par rapport aux affections fébriles en général, que nous en reconnaissons deux espèces distinctes et bien tranchées, lorsqu'elles sont constitutionnelles ou primitives. Nous reconnaissons : 1°. Des fièvres inflammatoires ou sténiques ; elles dépendent d'un accroissement d'énergie des diverses facultés de la force vitale ; 2°. Des fièvres ataxiques ou nerveuses ; elles dépendent, soit de la chute des forces du système entier, soit de la chute d'une ou de plusieurs des facultés de la force vitale : et remarquons ici, que ce qui, pour un dérangement organique déterminé, le classe parmi les *affections fébriles*, c'est que le système *vasculaire* se trouve à un haut point intéressé dans les diverses lésions qui le constituent. Ainsi, sous une diathèse inflammatoire atteignant un seul organe ou plusieurs points de l'organisme, c'est lorsque le système *vasculaire* vient à ressentir à un haut point cette altération phlogistique, qu'il y a fièvre inflammatoire, et c'est seulement alors qu'elle a lieu. Sous la diathèse même la plus essentiellement phlogistique , tant que le système vasculaire se montre exempt d'altération , il n'y a point de fièvre ; jamais on n'en a reconnu dans ce cas. De même dans les maladies *ataxiques* , c'est lorsque l'*ataxie* vient frapper à un haut point le système *vasculaire* , que la fièvre se prononce , et c'est seulement alors qu'elle a lieu. Sous la diathèse ataxique ou adynamique, la plus éminemment développée comme dans le scorbut ; jamais on ne dit qu'il y a fièvre , tant que le pouls conserve son rithme accoutumé. *La transmission sympatique* , au système vasculaire, portée à un haut degré de l'élément morbide , qui a frappé antérieurement les autres organes, est la condition *essentielle* dans tous les cas pour qu'il y ait fièvre, soit sous la diathèse inflammatoire , soit sous la diathèse ataxique.

Ce caractère distinctif des *affections fébriles*, de ne point exister sans la lésion primitive ou consécutive *du système vasculaire universel*, qui n'a été jusqu'à présent indiqué par aucun Médecin avec la même précision que nous venons de le faire ; nous ne voulons point ici l'appuyer de tous les développemens qui en feraient mieux ressortir l'exactitude. Nous

n'en faisons mention ici, que parce qu'il doi
nous servir à classer l'ordre de maladies su
lequel nous voulons présenter quelques consi
dérations.

D'après ce que nous avons dit des deu
classes bien tranchées, dans lesquelles il fau
renfermer les diverses affections fébriles
et des circonstances qui spécifient chacun
d'elles, on voit que l'espèce de fièvre qu
doit nous occuper se rapporte à la classe de
fièvres *ataxiques*, ou nerveuses. Une analys
rigoureuse des causes occasionnelles qui on
le plus d'influence pour la décider, toute
d'une nature singulièrement énervante, comm
l'impression du miasme des marais, les fa
tigues prolongées, les excès de tout genre
ne prouve-t-elle pas à un haut point qu
hors les cas très-rares où elle est sous le do
maine d'un vice purement local, la fièvr
intermittente tient à une chute avancée de
facultés de la force vitale ? Abordons de suit
la question que nous voulons éclaicir dan
cette fièvre.

C'est aujourd'hui un précepte donné pa
ceux qui ont acquis le plus de célébrité dan
notre art, pour le traitement des fièvres *ataxi*
ques d'un type intermittent ou *remittent*, qu
le *kina* en poudre, administré dans les in

termissions ou les rémissions, en est le remède souverainement curatif. Généralement on le considère comme le *spécifique* de ces maladies. Et en effet, les succès qu'il a obtenu contre elles, sont si authentiques et si multipliés, que la convenance de son emploi, toutes les fois qu'elles viennent à frapper un individu, semble être devenue une *certitude d'expérience*. Mais en signalant l'efficacité du *kina* pour le plus grand nombre de cas de fièvre intermittente, la science a-t-elle fait ce qu'elle pouvait faire, puisqu'elle n'a point en même temps indiqué la circonstance qui décide cette efficacité ? Par cet abandon de *la cause essentielle* de l'efficacité du *kina*, ne s'est-elle pas renfermée dans des limites trop circonscrites ; et ne sera-t-elle pas, pour l'humanité, d'une utilité bien plus grande qu'elle ne l'a été jusqu'à présent, si elle peut parvenir à la déterminer.

Ce qui paraît avoir le plus contribué à laisser la science si fort en arrière du côté de la détermination positive des circonstances qui, dans les fièvres intermittentes, doivent conduire aux bases fondamentales de leur traitement, c'est la fausse route qu'on a suivi pour arriver à cette détermination. Lorsqu'on a voulu indiquer le traitement des fièvres in-

termittentes , au lieu de chercher à bien déterminer quelle était dans chacune des espèces de ces fièvres le *véritable état de la force
vitale* ; on s'est le plus souvent occupé à chercher pour elles des remèdes *spécifiques* ; on
a presque toujours borné là les recherches. Et
comme l'état de la force vitale se montre sous
des modifications différentes dans chacune des
espèces de ces maladies , et dans la même espèce sur des individus différens ; il est arrivé
que des remèdes , qui dans la fièvre intermittente ont réussi chez les uns , n'ont obtenu
aucun succès chez beaucoup d'autres ; et après
avoir cru posséder des richesses immenses pour
détruire la fièvre intermittente , les Médecins
se sont ainsi trouvés dans beaucoup de leurs
cas particuliers , sans moyens d'une efficacité
certaine pour les combattre.

La théorie moderne la plus en vogue , ad-
met , comme je viens de le dire , dans le *kina*,
une propriété *spécifique* contre la fièvre intermittente. L'esprit de négligence par rapport
à la détermination du véritable état de la force
vitale dans les fièvres intermittentes , dont
je viens de parler, a pu seul faire adopter cette
opinion.

La raison qu'on donne de la spécificité
du *kina* , dans la fièvre intermittente , c'est la

manière dont on croit qu'il agit sur l'organisme
dans cette fièvre. On dit : le *kina* dans les fièvres
intermittentes agit comme anti-périodique ; il
agit en détruisant leur périodisme , en détruisant leurs accès ; il se montre ainsi comme spécifique de ces fièvres. Mais que veut-on dire par
ce mot antidote du période ? Le périodisme n'est
que le mode sous lequel procèdent les symptômes dans les divers dérangemens organiques ,
quelle que soit leur nature , qu'ils soient inflammatoires ou ataxiques, ou qu'ils dépendent
d'une cause locale ; car, remarquons ici, que
le périodisme , comme l'ont vainement pensé
quelques Médecins qui avaient négligé l'observation , n'appartient pas seulement aux lésions *ataxiques* , soit qu'elles sévissent sur le
système entier , soit qu'elles se portent sur
un système particulier d'organes , comme sur
le système nerveux , ainsi qu'on le voit dans
l'*épilepsie* , ou sur le système musculaire ,
comme dans les *convulsions* ; le périodisme
se manifeste également dans la diathèse inflammatoire, ainsi que les annales de la science
en fournissent beaucoup d'exemples. Beaucoup de faits consignés dans les auteurs , at-
testent aussi que des corps étrangers , intro-
duits dans des viscères ou des organes , et qui
y établissant un vice *local* , décident des

dérangemens qui procèdent sous un type intermittent. Le périodisme n'est donc que le
mode sous lequel procèdent les symptômes
dans une diathèse déterminée. Mais peut-on
concevoir que dans une diathèse déterminée
un médicament ait, contre des accidens qui
paraissent à des époques fixes, plus d'efficacité que contre ceux dont le retour n'est point
réglé avec la même précision ? Peut - on
concevoir, sur-tout, qu'il exerce une action
efficace contre ces accidens, sans en exercer
aucune sur les conditions essentielles de l'organisme qui les détermine, ainsi que l'ensei-
gne la théorie généralement admise ? Certes,
un mode semblable d'action est inadmissible
pour quelque substance que ce puisse être.

Mais un motif tiré du caractère des fièvres
intermittentes, vient encore prouver à un haut
point que le *kina* n'agit point contr'elles comme
antipériodique. Par cette théorie, que le *kina*
agit comme antidote du période, on pose pour
principe que le retour des accès dans les fièvres
intermittentes, ou des redoublemens dans les
fièvres rémittentes, dépend de produits hétérogènes qui se développent instantanément
dans le corps, lors des exacerbations ou des
redoublemens, soit qu'ils viennent du dehors,
soit qu'ils résultent du désordre des fonctions,

produits avec lesquels le *kina*, employé quelque temps après leur explosion, va se réunir
par une affinité élective pour composer, par
sa réunion avec eux, un tout homogène inno-
cent. Mais elle n'accorde pas avec les faits
cette théorie. Lorsque les accidens du paro-
xisme, dans les fièvres intermittentes, viennent
a reparaître, certes, il n'y a pas introduction
dans l'économie animale d'un gaz septique
émané du dehors, avec lequel le *kina* puisse
s'unir pour en neutraliser les effets. Quoiqu'on
ne puisse méconnaître que le miasme des marais, et les gaz délétères qui en résultent soient
une des causes le plus puissamment génératri-
ces des fièvres intermittentes, on sait bien aujourd'hui que beaucoup d'autres causes exté-
rieures, qui n'agissent qu'en modifiant la sensibilité, décident l'explosion fébrile sous le
type intermittent. Dans ces cas, qui se présentent tous les jours, la fièvre est donc indépen-
dante d'un produit hétérogène introduit dans
le corps ; et dans le cas même où on pourrait,
avec quelque vraisemblance, établir que le
miasme des marais et les gaz malfaisans qu'il
développe, inspirés et portés par la circula-
tion dans toute l'économie, en sont la cause
décidemment efficiente, saurait-on penser que
le *kina* soit pourvu de quelque propriété pour

l'anéantir *directement*, pour l'anéantir en s'unissant *avec lui*? Dans les cas dont il est ici question, le gaz septique se trouve gissant dans les divers ordres de vaisseaux, dans les divers points de l'organisme. Lorsque pour en amener la solution, on se décide à l'emploi du *kina* en poudre ; l'estomac est le plus habituellement le réceptacle où il est déposé. Comment, dans ce cas, le *kina* agirait-il d'une manière *directe* sur le miasme, puisque la portion de l'organisme, le viscère dans lequel il est introduit, est si distinct des parties que le gaz frappe *le plus directement* ? Si le *kina*, dans beaucoup de cas de fièvres intermittentes, est efficace ; il faut donc reconnaître qu'il agit d'une autre manière qu'en s'unissant avec des produits héterogènes, qui se développent au moment de l'explosion fébrile, puisque dans les cas de cette fièvre, où il serait prouvé qu'il en existe dé ces produits hétérogènes, comme cause essentielle morbide, ainsi qu'on serait tenté de l'admettre, lorsque le miasme des marais est cause manifeste, il serait sans action contre ces produits. Ne faut-il pas, par cela même, reconnaître que c'est à une autre ordre de causes qu'appartient son efficacité ? Et puisque ce n'est point dans une propriété qui lui soit inhérente que réside cette efficacité ; puisqu'il n'agit pas ainsi comme anti-périodique, c'est-à-dire, puisqu'il n'est pas réduit à n'agir que sur les accidens, eux-mêmes, sans attaquer leur cause essentielle, ne faut-il pas, pour dernier résultat, reconnaître que c'est à un concours déterminé de circonstances, dans lesquelles se trouve placé l'organisme lors de son emploi, qu'appartient le succès qu'on n'accordait qu'à lui seul? Ne faut-il pas reconnaître que lorsqu'il a décidé des succès dans la fièvre intermittente, il n'a pu en obtenir que par la convenance où il se trouvait du côté de sa puissance de modification du système avec son état actuel, chez l'individu attaqué de cette fièvre ; qu'il n'a été utile que parce que, à la faveur de cette harmonique correlation, de cette étroite sympathie avec cet état du système chez cet individu, il a ainsi modifié la sensibilité, de manière à ce que les symptômes fébriles ne puissent plus se reproduire ; tout comme l'insertion du vaccin, sur un individu qui n'a point éprouvé la petite vérole, le modifie de manière à ce qu'il devient *insusceptible* de la contagion variolique. Mais quelle est donc la condition dans laquelle, lors d'une fièvre intermittente, doit se trouver placé l'organisme, pour que le *kina* agisse efficacement contre elle ; pour qu'il modifie la sensibilité de manière à ce que les accidens du parexisme ne puissent plus se réproduire ? A cet égard nous indiquons les principes suivans, comme le résultat le plus étendu du signalement des conditions dont l'actualité est nécessaire dans l'organisme, dans l'état physiologique, pour qu'il perçoive avec avantage les diverses impressions dans leurs diverses nuances.

Parmi les diverses conditions dont l'actualité est nécessaire dans l'organisme, dans l'état physiologique, pour qu'il perçoive à son profit les impressions variées qui maintiennent l'existence, ne considérant d'abord que celles dans lesquelles doit se trouver placé l'estomac, pour qu'il exerce une action efficace sur des alimens d'un tissu dense, d'une élaboration difficile ; ne considérant, dis-je, que les conditions relatives à l'estomac, parce qu'il est habituellement le seul réceptable du *kina*, lorsqu'il est employé contre la fièvre intermittente ; que voyons-nous du caractère qui les constitue, ces conditions ? En examinant avec soin les diverses nuances du choix, desquelles l'expérience universelle a fait un précepte pour les alimens dans les conditions diverses, où peut se trouver placé l'organisme, ou d'une exaltation dans la force vitale, ou de son énervation, ou de son maintien dans un état moyen d'énergie. Nous voyons d'abord, que plus un individu est fortement organisé, que plus ses divers organes sont en harmonie, que plus, sur-tout, l'estomac est pourvu d'un haut degré d'énergie dans ses forces motrices et dissolvantes, plus il exerce une haute puissance d'assimilation sur les alimens réputés d'une élaboration récalcitrante, et plus alors ceux dont il doit user pour conserver ses forces, doivent être d'une structure dense, compacte et serrée (1). Il devient superflu de remarquer que cette règle, pour le choix des alimens, chez les hommes vigoureux, indi-

---

(1) On reconnaît généralement aujourd'hui, qu'il faut admettre dans les alimens une propriété nutritive, et une propriété stimulante. Le célèbre professeur de Montpellier, à qui la métaphysique médicale doit tant de réformes brillantes, *Grimaud*, a mieux que tout autre indiqué cette double propriété dont ils sont pourvus La haute urgence pour les hommes vigoureux, de la réunion dans leurs alimens, d'une propriété fortement stimulante avec la propriété nutritive, que je pose pour principe dans mon texte, est prouvée dans la plus grande rigueur, par les faits relatifs à la nutrition, soit sur l'homme, soit sur les diverses espèces d'animaux, dont nous sommes tous les jours les témoins. N'est-il pas bien connu que les hommes adonnés à des travaux pénibles, sont dans l'obligation de faire usage d'alimens durs, d'une enveloppe consistante, pour soutenir le ton de leur estomac ? D'après les observations d'*Haller*, les patineurs sont très-sujets à des défaillances, lorsque avant leur exercice ils n'ont pas fait leur repas avec un pain grossier, ou avec quelque autre aliment qui excite puissamment l'action de l'estomac.

que d'elle-même ceux qui conviennent éminemment aux personnes faibles. D'après cette règle, n'est-il pas évident que plus un individu est faible, que plus, sur-tout, la chute des forces motrices et dissolvantes de son estomac est avancée, plus les alimens dont il doit user, pour ne pas laisser se briser le lien fragile qui le retient dans la vie, doivent être d'une nature à donner peu de travail à ces forces motrices et dissolvantes ? Quoique le plus souvent une intuïtion grossière, à laquelle on ne pouvait se refuser des phénomènes décidés par les divers alimens sur l'homme, suivant qu'il est vigoureux ou débile, en ait signalé l'importance bien plus qu'une théorie raisonnée, toujours on a fait un précepte rigoureux de ces règles diététiques.

Tous les autres genres d'impressions sont de même favorables ou contraires pour l'organisme, suivant qu'il se trouve dans un état de vigueur, ou qu'il a perdu de son énergie habituelle. Ainsi, des yeux délicats ne peuvent supporter une vive lumière, tandis qu'elle devient l'occasion d'une puissance de vision plus parfaite encore, pour ceux en qui elle se montre d'abord dans un haut degré d'énergie. Des sons aigus détruisent bientôt la perceptibilité des nerfs accoustiques, lorsqu'ils

ont paru antérieurement frappés d'énervation. Des saveurs fortes, deviennent l'occasion
d'excitemens excessifs , ou de surexcitations
chez ceux qui n'ont été accoutumés qu'à des
saveurs douces. Lorsque *le système nerveux* est
exalté, soit dans sa totalité , soit dans quel-
qu'un de ses points , les impressions les plus
délicates deviennent une occasion de *vives
douleurs. L'exercice*, quoique essentiellement
indiqué, lorsque la force *musculaire* a subi
une *chute profonde* , ne peut être cependant
utile dans ce cas , qu'employé dans les pro-
portions *les plus faibles.* Ne sait-on pas bien
aussi que lorsqu'un froid excessif est venu
surprendre nos sens , les plonger dans la stupeur, le degré de chaleur propre à combattre
ses funestes effets , doit rester renfermé dans
des degrés *d'autant plus modérés* , que cet
élément morbide(le froid) *a été plus violent,*
et a exercé *plus long-temps son impression?*

Notre objet est ici de déterminer quelle est la
cause de l'efficacité du *kina*, lorsqu'il est employé dans la fièvre intermittente. Toute idée
de propriété *antipériodique* devant être exclue,
d'après ce que nous avons dit, dans le *kina*; son
efficacité contre la fièvre intermittente ne pouvant être rapportée qu'à sa convenance avec
la situation où se trouve l'organisme dans cette

fièvre ; les conditions dont nous venons de voir que l'actualité est nécessaire dans l'estomac, pour qu'il s'applique avec avantage dans l'état physiologique, aux alimens difficilement réductibles ; les conditions que nous avons vu devoir exister dans les divers sens, pour qu'ils perçoivent sans inconvénient les impressions qui leur sont relatives, lorsqu'elles sont portées à un haut degré d'énergie ; ces conditions, si nous ne nous abusons pas, sont singulièrement de nature à nous éclairer sur la situation inhérente à l'organisme, qui décide dans ce cas l'efficacité de ce médicament.

D'après ce que nous avons vu par rapport aux alimens du haut degré d'énergie, où doit se trouver placé l'estomac dans ses forces motrices et dissolvantes, pour qu'il assimile complètement ceux qui sont difficilement réductibles ; il est clair, la même règle qui préside au choix des alimens dans l'état physiologique, devant servir de guide pour les médicamens, dans l'état pathologique, que lorsque, dans une maladie, un médicament d'une structure dense, compacte, difficilement réductible pour les forces motrices et dissolvantes de l'estomac, aura obtenu contre elle des succès, on aura la preuve que ce viscère s'est maintenu dans un *état moyen d'énergie*, car

sans cet état moyen d'énergie dans cette maladie, il n'aurait pu élaborer ce médicament. Or,
sous le rapport de sa facilité d'élaboration,
dans quelle classe de médicamens se trouve le
kina en poudre? Fait-il partie des médicamens
que l'estomac élabore lors même qu'il est
frappé d'une profonde énervation ; ou bien
le maintien de ses forces motrices et dissolvantes dans un *degré moyen* d'énergie, est-il
la condition essentielle pour qu'il en opère la
digestion ? Certes., à cet égard, la fixite, la
consistance, la résistance que montre pour une
complète transformation le *kina*, lorsqu'il est
en poudre ; la distance extrême où il se trouve
alors des qualités reconnues nécessaires dans
les diverses substances, soit diététiques, soit
médicinales, pour quelles soient facilement
assimilables., qui le sont toujours d'autant plus
qu'elles s'éloignent davantage de l'état solide
pour se rapprocher plus de l'état fluide ; ces
circonstances nous indiquent assez, que lorsque
le *kina*, dans les fièvres intermittentes, a obtenu des succès, l'estomac se trouvait posséder un *degré moyen* de forces motrices et dissolvantes. C'est *cet état moyen d'énergie*, dans
les forces motrices et dissolvantes de l'estomac,
qui est la condition essentielle dans quelque
maladie que ce soit, pour que le *kina* intro-

duit dans sa cavité, décide un changement favorable, et c'est à lui seul qu'il faut rapporter
l'efficacité de ce médicament, lorsqu'il est administré avec succès dans les fièvres intermittentes. Si cet *état moyen d'énergie* dans les forces
motrices et dissolvantes n'existait pas dans l'estomac, lorsque le *kina* est employé dans ces fièvres, certes, il resterait passif dans sa cavité
comme dans un matras ; il y serait comme un
corps hétérogène, et bien loin de changer en
rien l'état morbide de l'estomac, de pouvoir par
suite modifier avantageusement la sensibilité
universelle par des *transmissions sympathiques,*
sur ses divers points, d'un changement favorable opéré sur ce viscère, il serait l'occasion
d'accidens graves, par les surcharges, les pres-
sions qu'il déciderait sur ses membranes irri-
tées à l'excès, ou plongées dans la stupeur ; il
deviendrait pour lui le funeste principe de
violens efforts de réaction qui épuiseraient
vainement ses forces.

Nous cherchons à déterminer quelle est la
situation de l'estomac, du côté de ses forces
motrices et dissolvantes, qui fait que le *kina*
obtient des succès dans la fièvre intermittente.
D'après les considérations que nous venons de
présenter, n'est-il pas constant pour cette fièvre,
que c'est le *maintien de ces forces motrices et*

dissolvantes dans un état moyen d'énergie, qui fait résulter pour elle une action salutaire de l'administration du *kina* ? L'exactitude de cette assertion nous paraît portée au plus haut point d'évidence, et ce signalement d'un *état moyen* dans l'énergie des forces motrices et dissolvantes de l'estomac, comme cause de l'efficacité du *kina*, lorsqu'il est employé avec succès dans la fièvre intermittente, ne renferme-t-il pas le germe des résultats les plus féconds, puisqu'en même-temps qu'il jette le plus grand jour sur les circonstances où le *kina* en poudre, dans les diverses maladies, peut leur être favorable, ou leur être contraire ; qu'il met ainsi sur la voie, pour les diverses maladies, de méthodes thérapeutiques bien différentes de celles généralement adoptées contr'elles, il fait ressortir avec précision la méthode qui doit être employée dans les cas de cette fièvre intermittente, où malgré que les accès soient séparés par de longs intervalles, l'estomac se trouve *au-dessous d'un état moyen d'énergie* dans ses forces motrices et dissolvantes, ainsi *inhabile* pour l'élaboration du *kina* ; fièvres dont l'existence est attestée par des observations nombreuses, et dont je pourrais, pour ma part, présenter plusieurs faits, si c'était ici le lieu de les exposer, et dans le traitement desquelles

on fait un précepte général de la méthode meur-
trière du *kina*, après l'emploi des vomitifs ou
des purgatifs contre les conjestions saburrales.

Nous avons prouvé que la *persistance d'un
état moyen d'énergie* dans l'estomac, du côté
de *ses forces motrices et dissolvantes*, est la
condition essentielle pour l'efficacité du *kina*
dans la fièvre intermittente. Cette assertion
étant justifiée par tous les motifs susceptibles
de l'appuyer, c'est sans doute ici le lieu de
faire remarquer qu'un des plus utiles résultats
qui en découle, c'est de fournir la démonstration que la règle pour l'administration du
kina en poudre, dans les fièvres intermittentes,
puisée dans *l'intermittence*, généralement admise, est une règle vicieuse, et qui expose aux
catastrophes les plus funestes. Par cela même,
n'est-ce pas pour nous le moment le plus favorable de proposer celle qui doit la rempla-
cer, qui se déduit bien naturellement de nos
réflexions, qui n'en est pour ainsi dire que la
répétition abrégée?

Nous croyons présenter, par rapport à la
règle qui doit guider pour l'emploi ou le rejet
du *kina* dans les fièvres intermittentes, tout ce
que la plus sévère induction mise à profit dans
toutes ses richesses, fournit de documens à
cet égard, en disant que c'est *la présence* ou

l'*absence* d'un *degré moyen d'énergie* dans les forces motrices et dissolvantes de l'estomac, l'*intégrité* ou la *chute* de la force d'absorption, d'assimilation, de nutrition dans les divers ordres de vaisseaux, de membranes, et de tissus qui en est le plus souvent la suite, qui doivent décider pour l'*emploi* ou le *rejet* du *kina* en poudre, suivant que cet état moyen d'énergie *a lieu*, ou qu'il est *remplacé par une profonde énervation*. Ainsi, d'après ce principe, dans une fièvre intermittente, si les forces motrices et dissolvantes de l'estomac se *maintiennent dans un état moyen d'énergie*, le *kina* sera utile suivant toutes les probabilités. Son indication sera alors positive. On devra, au contraire, établir qu'il est contre-indiqué, si les forces motrices et dissolvantes de l'estomac *se trouvent hors de cet état moyen d'énergie*. Dans ce cas, malgré l'*intermittence* la plus manifeste, il faut rigoureusement l'exclure. L'état de l'organisme, du côté de ses forces radicales, est semblable alors à celui qui a lieu dans les fièvres *ataxiques-continues*, où l'expérience universelle fait un précepte inviolable du rejet du *kina* en poudre, comme de tout autre médicament pulvérulent, à raison de l'extrême prostration des forces.

Dans les cas de fièvres intermittentes, où les forces motrices et dissolvantes de l'estomac sont réduites *au-dessous* d'un état moyen d'énergie, si parmi les moyens de la méthode stimulante, alors essentiellement appropriée, on veut faire choix du *kina*, il faut l'administrer sous la forme la plus éloignée de l'état pulvérulent ; il faut l'administrer en infusion ou en décoction, et dans le plus grand nombre de ces cas, pour augmenter sa volatilité, pour l'éloigner davantage de l'état consistant, et obtenir ainsi que l'estomac lui fasse plus facilement subir une élaboration efficace, il faut lui associer les spiritueux, ou quelques - uns des stimulans diffusibles.

Telle est la règle qui nous paraît devoir guider l'administration ou le rejet du *kina* dans la fièvre intermittente, quel que soit son type. Si nous ne nous abusons pas, elle doit être d'une utilité d'autant plus étendue, qu'en même-temps qu'elle devient la démonstration palpable, d'après les raisons sur lesquelles nous l'avons appuyée, du vice des procédés qui ont jusqu'à présent guidé pour l'emploi de ce médicament ; elle est en harmonie avec les conditions dont la présence est nécessaire pour que les diverses applications, soit de matière alimentaire, soit de tout autre stimulus sur l'organisme , lui deviennent efficaces, dans l'état physiologique , et qu'elle est en outre en rapport avec les lois de la vitalité dans les sens, pour la perception efficace, par chacun d'eux , des impressions qui leur sont relatives.

Pour ne laisser aucun vide dans cette règle que nous venons de proposer pour l'emploi ou le rejet du *kina* en poudre, dans la fièvre intermittente ; QUE C'EST LA PRÉSENCE OU L'AB- SENCE D'UN ÉTAT MOYEN D'ÉNERGIE DANS LES FOR- CES MOTRICES ET DISSOLVANTES DE L'ESTOMAC , QUI DOIVENT SEULES CONDUIRE A SON EMPLOI, OU A SON REJET, QUEL QUE SOIT SON TYPE : disons que ce qui fixe, lorsqu'on est en présence d'un individu at- taqué de la fièvre intermittente, pour détermi- ner si les forces motrices et dissolvantes de son estomac conservent cet *état moyen* , ou sont tombées *au-dessous* , si le *kina* en poudre doit ainsi être *administré* ou être *rejeté* , c'est in- dépendamment d'un dégoût prononcé pour les substances animales , outre la répugnance extrême de l'estomac pour toute nourriture solide, et un sentiment profond d'embarras dans la région épigastrique, qui s'aggrave après l'usage des alimens , et la présence des autres symptômes reconnus caractériser les lésions idiopathiques de ce viscère ; la PRÉDOMINANCE

D'ATONIE D'UN ORGANE OU D'UN SYSTÈME D'ORGANES SUR TOUS LES AUTRES, OU l'ABSENCE de cette condition morbide, remplacée par UNE DIFFUSION DE LA FAIBLESSE SUR TOUS LES POINTS DU SYSTÈME, S'ACCOMMODANT AUX LOIS D'UNE PROPORTION RIGOUREUSE. C'est la présence, ou l'absence de cette condition, qui doivent fixer presque exclusivement, dans ce cas, sur la convenance, ou le danger du *kina*. Lorsque la chute des diverses facultés de la force vitale se montre *profonde jusqu'à un certain point*, et en même temps *diffuse également* sur tous les systèmes de l'organisme ; alors le plus souvent, dans les cas même où les signes du désordre de l'estomac, ne sont pas portés à un haut point, ses forces motrices et dissolvantes seront tombées *au-dessous* d'un état moyen d'énergie, l'organisme se trouvant dans ce cas dans une situation qui a beaucoup de rapport avec celle où il est placé dans la fièvre *ataxique-continue* ; il ne pourra, par cela même, ressentir une modification favorable de l'administration du *kina*. Lorsque la faiblesse dans les fièvres intermittentes n'appuie pas également sur tous les systèmes, se montrant *prédominante sur un organe, ou sur un système d'organes, sans y être néanmoins excessive* dans le plus grand nombre de ces cas, à moins que les signes de surcharge saburrale ne soient

portés au plus haut degré d'intensité, les forces motrices et dissolvantes de l'estomac se seront maintenues dans *un état moyen d'énergie*,
par cela même, le *kina* en poudre se trouvera
indiqué dans leur traitement. Tel est le moyen
de découvrir si l'estomac *s'est maintenu dans un
état moyen d'énergie ou s'il est tombé au-dessous
de cet état.* L'exactitude de ce moyen de diag-
nosti, pourc l'objet auquel je l'applique, n'est
elle pas prouvée à un haut point , parce que
l'expérience manifeste du traitement le plus
efficace pour celles des maladies *ataxiques* qui
procèdent sous un *type intermittent* , soit ré-
gulier, soit périodique? Ainsi , dans l'*épilepsie* , maladie *ataxique intermittente*, dont le
caractère consiste dans la *prédominance* de
lésion du système *nerveux* sur tous les autres ;
dans les *convulsions* , maladie de la même
classe des *ataxiques intermittentes*, dont le caractère est fourni par la *prédominance* de lésion
du système *musculaire* sur tous les autres , le
kina en poudre, et des médicamens analogues,
sous forme pulvérulente, comme la valériane
et la cigue , ne sont - ils pas généralement
considérés aujourd'hui , comme les agens
dont on doit espérer le plus de succès dans
leur traitement ? L'indication de ce moyen
de reconnaissance , par rapport à la PRÉSENCE

ou l'ABSENCE d'un état moyen d'énergie dans les forces motrices et dissolvantes de l'estomac, LA PRÉDOMINANCE D'ATONIE D'UN ORGANE OU D'UN SYSTÈME D'ORGANES SUR TOUS LES AUTRES, comme signe du MAINTIEN d'un état moyen ; L'ABSENCE de cette condition morbide, remplacée par UNE DIFFUSION ÉGALE DE L'ATONIE SUR TOUT LE SYSTÈME, comme SIGNE qu'il est tombé AU-DESSOUS d'un état moyen d'énergie. L'indication de ce moyen de reconnaissance, qui n'a été présentée par aucun Médecin encore, complète sans doute ce que nous avions à dire par rapport à la règle que nous avons proposée comme régulatrice du choix ou du rejet du *kina* en poudre, dans les fièvres intermittentes (1).

---

(1) Détruisons ici une objection qu'on pourrait faire à notre théorie, et à la pratique que nous en déduisons.

La prédominance de la lésion d'un système d'organes, ou d'un organe, étant par nous considérée pour celles des fièvres intermittentes, ou elle se prononce *à un certain point* comme la preuve d'un degré peu intense dans leur gravité, puisque cette prédominance de lésion est pour nous le garant du maintien des forces motrices et dissolvantes de l'estomac dans *un état moyen d'énergie* ; on dira peut-être pour attaquer notre théorie : l'observation, cependant, prouve que ce sont précisément celles des fièvres intermittentes, dans lesquelles un organe ou un système d'organes se montre *plus spécialement* affecté que tous les autres, qui sont les plus graves. Ces fièvres sont connues sous le nom de *pernicieuses*. A cet égard, nous répondrons, bien convaincus de la gravité des fièvres pernicieuses, et croyant ne pouvoir en

Les Réflexions que nous venons de présenter sur la fièvre intermittente, bornées à la détermination des conditions inhérentes dans l'organisme, lorsqu'elle vient à l'assaillir, qui font que le *kina* en poudre obtient souvent des succès pour en amener la solution, et à l'exposé d'une nouvelle règle pour l'administration ou le rejet de ce médicament

---

proclamer assez haut le danger, que ce qui fait dans ces fièvres que l'organisme est menacé d'un grand danger, tandis qu'il n'en existe pas le plus souvent dans les intermittentes ordinaires, quoique le principe morbide *y soit foncièrement* de même nature, c'est que la lésion d'un organe, ou d'un système d'organes, qui est le désordre caractéristique pour ces fièvres, y est portée au *plus haut point d'intensité possible*, tandis que dans les cas ordinaires de fièvres intermittentes, la prédominance de lésion d'un système d'organes ou d'un organe sur tous les autres, malgré quelle soit prononcée, ne sort jamais des limites *d'un état moyen*.

Cette différence d'intensité pour l'élément morbide dans la fièvre intermittente, dite bénigne, comparativement à celle qui a lieu dans la fièvre pernicieuse, rend raison, d'un côté, du danger des fièvres pernicieuses, et elle fait concevoir de l'autre, comment les intermittentes ordinaires ne présentent pas beaucoup de gravité, alors que cet élément morbide, *la prédominance de lésion d'un organe ou d'un système d'organes vient à se manifester en elles*, comment, c'est même la présence de cette circonstance qui sert de preuve, ainsi nous l'établissons, qu'elles ne s'accompagnent pas d'un grand danger. Nous pensons que *cette différence d'intensité* de l'élément morbide dans l'intermittente ordinaire, comparativement à la fièvre pernicieuse, quoiqu'il soit de même nature, paraîtra décisive en faveur de notre assertion à tous ceux qui savent combien la différence de son intensité dans un élément morbide de même nature, établit

dans cette fièvre , ne présentent pas pour elle cet ensemble de détails, de notions historiques dont on est dans l'usage d'entourer les écrits qu'on lui consacre.

Mon travail néanmoins , quoique vide de cet ordre de documens, ne sera pas dépourvu d'utilité , s'il fournit une heureuse solution

---

de diversité pour leurs phénomènes *physiognomoniques* , dans les maladies qui en résultent , combien sur-tout elle en établit pour *leur distribution dans des cadres* qui signalent avec précision leur génie respectif.

Quant au *caractère essentiel* des fièvres *pernici uses* , d'après ce que nous savons par une longue expérience des succès décisifs que le *kina* en poudre obtient dans le plus grand nombre de cas contre leurs paroxi mes , on ne peut se refuser à reconnaître , malgré que l'ataxie d'un organe ou d'un système d'organes y subisse le plus haut période d'intensité ; haut période qui les distingue spécialement, comme nous l'avons dit , que les forces motrices et dissolvantes de l'estomac se maintiennent dans leurs cours , dans un *état moyen d'énergie.* D'après cela , quoique ce ne soit pas l'opinion accréditée , n'est-il pas constant que les fièvres intermittentes pernicieuses , quoiqu'elles soient accompagnées d'un danger imminent , sont cependant *moins corruptives* que les *ataxiques-continues* , moins aussi que celles des fièvres intermittentes mises dans la classe de *sbenignes,* parce que la lésion d'un organe, ou d'un système d'organes ne s'y montre point prédominante à un haut période, mais dans lesquelles une *profonde* énervation frappe *également* tous les systèmes ?

Remarquons , enfin , que ce qui peut donner quelque appui à la distinction établie entre les intermittentes , dites bénignes , et les fièvres pernicieuses , c'est que dans ces intermittentes bénignes , la méthode de traitement appropriée , peut être le plus souvent ajournée sans de grands dangers , tandis que dans les fièvres pernicieuses , l'emploi instantané du traitement, et dans la plus grande énergie , est de la plus haute urgence.

des questions que j'aborde, tant elles sont importantes et majeures pour la maladie à laquelle elles se rapportent. Et peut-être doit-on avancer, à ce sujet, que les écrits qu'on a publié depuis quelque temps pour éclairer la thérapeutique spéciale dans les diverses maladies, ne sont trop souvent qu'une stérile collection de notions chymiques, physiques, d'histoire naturelle ; notions tout-à-fait nulles pour la détermination des indications pratiques *essentielles* dans les diverses maladies.

Ne devons nous pas, en même-temps, faire remarquer ici, qu'indépendamment de la pose pour l'administration ou le rejet du *kina* en poudre, dans la fièvre intermittente, d'une règle différente de celle habituellement usitée pour son emploi, dont elles ont démontré la nécessité, nos réflexions fournissent un résultat important ? Elles font bien ressortir (nos réflexions) le vice de la doctrine des diverses écoles sur le caractère essentiel des fièvres intermittentes. D'après les uns, les fièvres intermittentes sont presque toujours l'effet d'un état gastrique, quelle qu'en soit la cause occasionnelle, soit marécageuse, soit dépendante d'excès dans le régime, etc. Dans cette maladie, ils n'aperçoivent le plus souvent pour ses élémens, que la saburre et le périodisme. C'est la doctrine de *Selle*, des écoles de Vienne et de Montpellier.

D'après les autres, les fièvres intermittentes ont leur principe dans la lésion des forces toniques, et assimilatrices de l'estomac, et du système viscéral. C'est la doctrine prédominante dans l'école de Paris, et c'est particulièrement celle du professeur *Pinel*. Ces doctrines sont toutes vicieuses, en ce qu'elles négligent les circonstances le plus essentiellement caractéristiques des fièvres intermittentes. Elles ne considèrent dans les maladies (ces doctrines) que des lésions partielles et isolées des organes, sans tenir le plus souvent aucun compte de la lésion de la totalité de l'organisme, qu'on ne peut cependant séparer de la lésion partielle des organes. Dans ces doctrines, les admirables sympathies qui enchaînent nos parties, et dont résulte la vie, restent plongées dans une injurieuse stupeur.

Nous avons posé pour principe, que la *cause essentielle* des fièvres intermittentes, consiste dans la *chute de l'énergie habituelle* de la force vitale du *système entier*, avec cette condition que cette chute se montre quelquefois dans un degré égal d'intensité dans les divers organes, et que d'autres-fois elle se prononce sur un système spécial , à un degré plus élevé que sur les autres.

Cette théorie sur la *cause essentielle* des fièvres intermittentes, ne s'applique-t-elle pas avec une grande précision à chacune des nuances sous lesquelles elles peuvent se présenter? N'est-elle pas déduite des lois qui gouvernent la force vitale , soit dans les actes physiologiques les plus influens , soit dans les diverses maladies , bien plus rigoureusement que les théories dont nous venons de parler ? L'éclatant hommage qu'elle rend à l'unité du principe vital , par le rapprochement qu'elle fait sans cesse de la lésion du système entier avec celle des forces inhérentes dans les organes et les systèmes d'organes , pour les considérer comme constituant en commun l'état morbide, n'est-il pas un solide garant qu'elle est la déduction la plus sévère des faits qui composent son domaine ?

Dans les Réflexions que je viens d'exposer, je n'ai fait, pour le traitement des fièvres intermittentes, qu'indiquer les circonstances où le *kina* en poudre leur est nuisible , et celles où il leur devient favorable , sans rien dire des autres moyens qui peuvent leur devenir efficaces. Mais on doit voir , d'après le titre de mon Mémoire , qu'il est tout à fait hors d'œuvre ici, que je parle d'aucun des moyens, autres que le *kina* en poudre, qui peuvent, suivant les circonstances, trouver leur place dans ces fièvres.

Comme indication, qui ne sera pas dépourvue d'utilité, quoique elle n'appartienne à mon sujet, disons néanmoins que dans les espèces de fièvres intermittentes, où le maintien d'un état moyen d'énergie dans les forces motrices et dissolvantes de l'estomac aura lieu, ce qui sera reconnu, comme je l'ai dit, par la *prédominance* de la lésion d'un organe ou d'un système d'organes sur tous les autres, en même temps que la faiblesse du système entier *ne sera pas portée à un très-haut point d'intensité*, disons que la méthode la plus sûre pour leur traitement, consiste dans l'association au *kina* en poudre, qui paraît exercer une *égale action* sur les divers systèmes des moyens du même ordre ou des moyens stimulans reconnus pour posséder une *tendance plus directe* sur le système essentiellement affecté. Ces moyens seront alors d'autant plus précieux, qu'en même temps qu'ils agiront eux-mêmes sur l'élément morbide *local* (l'ataxie), ils appelleront *spécialement* sur lui l'action destructive du *kina*. Ainsi, lorsque dans une fièvre intermittente dans laquelle les forces motrices et dissolvantes de l'estomac se maintiennent dans un état *moyen d'énergie*, c'est le système *nerveux* qui se montrera le plus directement affecté, ce qui sera manifesté par des signes qu'il devient superflu de relater ici, et suffisamment connus ; on joindra l'opium, ou ses diverses préparations, au *kina* en poudre. Lorsque le système *cutané*, le système *transpiratoire* se montreront le plus spécialement lésés, ce qui sera reconnu par une excessive facilité au développement de la sueur, tout comme par la séchesesse et une chaleur mordicante de la peau, il sera avantageux d'associer au *kina* en poudre l'alcali volatil, les éthers et le camphre, et les moyens *iatroliptiques*, d'après l'expression de Mr. *Chrétien* de Montpellier. Dans les cas où la prédominance de la lésion du système *limphatique* sera annoncée, soit par un flux abondant d'urines, soit par une excrétion habituelle surabondante, soit par une sécrétion insolite, il sera bon de joindre au *kina* quelques unes des préparations alcalines (1).

---

(1) Plaçons ici une observation par rapport à la manière dont les médicamens, dans les diverses maladies, exercent leur action sur le principe morbide. La circonstance dans les maladies, et sur-tout dans les maladies compliquées, qui fait que certains médicamens qui ne sont pas, par leur propriété native, pourvus

Nous venons de voir sur quelles bases doit reposer le traitement des fièvres intermittentes, lorsque les forces motrices et dissolvantes de l'estomac se *maintiennent* dans leurs cours, *dans un etat moyen d'énergie*. Pour compléter ce qui est relatif à leur méthode thérapeutique dans leurs diverses nuances,

---

de la faculté d'exciter un organe plus particulièrement que tous les autres, portent une action *spéciale* sur la partie qui s'y trouve le *plus directement* affectée ; cette circonstance n'a jamais été bien indiquée. Pour rendre raison de ce phénomène, on s'est toujours réduit à admettre dans le médicament employé, une *affinité élective* inexplicable avec l'organe ou le système d'organes essentiellement affectés. Cette manière de concevoir la propriété des médicamens est tout à fait illusoire. Pour donner une explication satisfaisante de leur manière d'agir, il faut reconnaitre que tous les médicamens, du moins ceux qui font partie de la classe dite des *altérans*, d'après les lois qui les gouvernent, exercent d'une *manière égale*, sur tous les points de l'organisme, l'effet résultant de leurs propriétés d'organisation. Certes, on ne saurait assez le dire, l'effet des médicamens ne peut en aucune manière être divisé. Toutes les parties se tenant ensemble, n'existant les unes que par les autres, les organes ne pouvant résulter que de la réunion des tissus primitifs, et les médicamens en même-temps ne faisant ressentir leur action que par *sympathie*, n'agissant jamais *directement* sur le principe morbide, si ce n'est dans les affections *locales*, il ne peut se faire qu'une partie soit excitée, et que l'autre, reste stationnaire ou tombe dans la langueur. N'est-il pas bien reconnu que le vin, l'opium, l'éther, et les divers stimulus exercent une action *également excitante* sur tous les points de l'organisme, lorsqu'ils ne sont pas poussés à cette dose excessive, qui amène par *surexcitation* le collapsus du cerveau, ou la chute de la sensibilité universelle.

disons, par rapport au traitement qui leur convient dans les cas où les forces motrices et dissolvantes de l'estomac sont *tombées au-dessous d'un état moyen d'énergie*, ce qui sera reconnu, comme je l'ai dit, en ce que tous les systèmes se montreront lésés à un haut point, et tous d'une manière *également pro-fonde*, que le *kina* en poudre devra en être

---

Mais ce qui fait dans les maladies compliquées, que certains organes, ou certains systèmes d'organes, perçoivent l'action des médicamens dans une plus forte proportion que les autres, c'est que leur *force de sympathie*, leur *susceptibilité* s'accroissent en *proportion* de l'*intensité* de la lésion dont ils sont frappés. C'est cet accroissement de leur force de sympathie, dans l'état morbide, qui fait que les organes qui en sont plus particu-lièrement atteints, quelle que soit sa nature, ressentent alors des médicamens qu'on employe pour le combattre, une trans-mutation plus complète que les autres organes. Pour se rendre une raison, qui puisse satisfaire, de l'effet des médicamens dans les diverses maladies, c'est de cette manière qu'il faut concevoir qu'ils exercent leur propriété. Ce mode d'action, propre aux médicamens, nous aurons prochainement occasion de le déve-lopper avec plus de détails. Il nous servira à mieux préciser qu'on ne la fait jusqu'à présent, les méthodes de traitement appropriées dans plusieurs maladies sur lesquelles nous voulons publier des dissertations, comme la *maladie vénérienne*, *la gonor-rhée*, *les dartres* et les *diverses maladies de la peau*. Ce sera en-core dans lui que nous puiserons des aperçus tout à fait neufs sur l'hygiène et la médecine *des femmes et des enfans*; sujets sur lesquels nous présenterons également des considérations, ainsi que sur le traitement fondamental des *maladies nerveuses* et des *maladies chroniques* en général, et le véritable caractère de la *contagion*.

entièrement exclus. S'il est employé dans ces cas (le *kina*), il ne pourra l'être qu'en décoction et combiné aux spiritueux. Le traitement fondamental, tant que cette énervation prononcée se montrera *également* diffuse sur tous les systèmes, devra reposer sur l'éther, l'opium et les divers incitans volatils.

———

VÉRITÉ sainte, divinité à qui les humains doivent l'offrande solennelle de tous leurs hommages, et qui reçus toujours les adorations empressées de mon cœur, dans l'ordre de faits que je viens de parcourir, ai-je su saisir ton auguste langage dans l'obscurité mystérieuse qui en voile l'intelligence ?...

FIN.

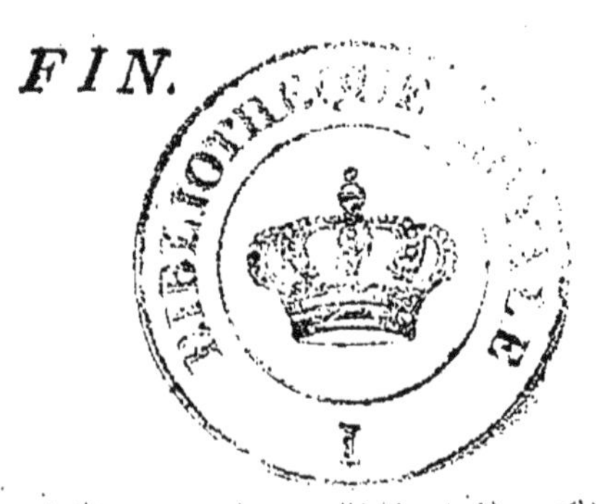

———

A BORDEAUX,

Chez Lawalle jeune, imprimeur de la société de médecine, allées de Tourny, n'. 20.